Apprenti - Sage

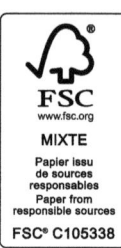

© 2016, Sébastien Georges

Edition : BoD - Books on Demand
12/14 rond-point des Champs Elysées, 75008 Paris
Imprimé par Books on Demand GmbH, Norderstedt, Allemagne
ISBN : 9782810600632
Dépôt légal : Mars 2016

APPRENTI-SAGE

Sébastien Georges

« Le Code de la propriété intellectuelle interdit les copies ou reproductions destinées à une utilisation collective. Toute représentation ou reproduction intégrale ou partielle faite par quelque procédé que ce soit, sans le consentement de l'auteur ou de ses ayant droit ou ayant cause, est illicite et constitue une contrefaçon, aux termes des articles L.335-2 et suivants du Code de la propriété intellectuelle. »

J'ai écris ce livre afin de vous faire partager mon expérience :

La découverte de la « Personne » qui vit en moi et que je ne connaissais pas.

Sébastien Georges

« L'apprentissage de la méditation est l'éclaireur de la sagesse. »

Je dédis ce livre à Christine, mon âme sœur depuis le début de ma vie, à Arthur, Achille, Agathe les fruits de notre Amour…

Introduction

Bonjour à tous amis et lecteurs, je me présente, Sébastien Georges, je suis parmi vous afin de vous faire profiter de mon expérience personnelle, qui m'a apporté un épanouissement personnel si profond avec une paix intérieure sans limite que j'ai simplement envie de la partager à mon tour.

Le premier pas de mon parcours à été de franchir cette barrière « invisible », que j'ai construite entre moi et le regard des autres. Pour parvenir à aller de l'autre coté de la barrière j'ai eu plusieurs « Maîtres », je dirais plutôt éclaireurs. Il s'agit de personnes qui ont fait le chemin avant moi sur la voix de l'amour inconditionnel du tout, et qui naturellement ont envies de transmettre cette lumière d'Amour, de partage, de pleine conscience, de pureté, afin d'apporter la lumière de la compréhension à tout ceux et celles qui en ont besoin.

Je n'appel pas ces personne « Maître », car sur ce chemin nous sommes nos propres maîtres et que aucun homme ne peu s'élever par rapport à un autre homme, c'est simplement une personne qui a fait le chemin avant. Il est pour moi important de préciser ceci car nous entrons dans un monde spirituel, pas religieux mais spirituel, et nous découvrirons que ce monde ne peu être dirigé par une personne.

Après plusieurs années de recherche intérieure, je suis entré en contact avec mon moi intérieur, et ce moi n'avais qu'une seule envie c'était de pouvoir s'exprimer sans masque, sans artifice, juste s'exprimer. Mon Âme, ce moi intérieur avait été bien trop longtemps enfermer dans sa protection, dans cette carapace qui ressemble plus à une armure façonnée par nos origines, notre fratrie, la structure même de notre société, la place illégitime que nous accordons au bien et à la consommation. Tout ceci est ancré en nous, en ce que l'on croit être notre individualité qui flatte notre ego jusqu'à oublier que nous possédons une âme qui réside en nous. C'est à cette endroit précis en nous ou tout nous semble plombé que ce trouve notre plus grand trésor « la connaissance de l'unité des choses », à nous de devenir alchimiste et de pouvoir transformer ce plomb qui se nourrit de notre confusion, en or qu'est la sagesse.

Depuis le début de notre vie nous nous créons une carapace par entrecroisement successif de couche. Ces couches viennent s'entrecroiser sur ce noyau dur qu'est le lègue des âmes de nos ancêtres, ce même noyau lui recouvre notre cœur, la partie la plus pur de notre être. Ce savant tissage de couche vient pour la première part de notre éducation, une pour nos croyances, une autre pour chaque difficulté que nous rencontrons tout au long de notre existence.

Cela nous donne à agir à contre courant de notre être intérieur. Lorsque l'on arrive à se sortir de cette carapace nous vivons le monde, nous voyons le monde nous nous sentons vivre, nous nous ressentons vivre de l'intérieur, nous ressentons que notre corps et notre âme ne font plus qu'un. Nous ne faisons plus qu'un avec le monde qui nous entoure. Il nous vient impossible de faire marche arrière et nous n'avons qu'une seule envie c'est d'aller de l'avant et d'aider notre prochain à suivre son véritable être, celui qui nous guide avec une telle force d'amour que nous n'avons plus aucun obstacle devant nous et en nous. La seule chose dont nous avons besoin pour accomplir se passage, c'est de nous, être humain tels que nous sommes aujourd'hui, d'un bon coussin de méditation de la patience et de la persévérance. Nous possédons tous le droit d'accéder à cette « terra incognita » qui est en nous.

Ce livre va vous guider, je l'espère, sur la voie de la sagesse. Prenez le temps de lire, de méditer à ce que vous venez de lire et continuer à votre rythme sans chercher à contrôler le résultat, celui ci viendra en vous sans

que vous vous en rendiez compte.
Bonne « lecture méditative ».
Avec tout mon amour et ma sagesse,
Sébastien Georges

« La Sagesse est la continuité de l'apprentissage. »

Préface

Ce livre est et reste accessible à toutes personnes désireuses de vouloir accéder à la sagesse.

Pourquoi une préface, car mon initiation à la sagesse a commencé avec le bouddhisme, par conséquent je me sers de certaines références de ce monde spirituel pour l'écriture de ce livre. J'utilise la profondeur des références sur le bouddhisme, il faut comprendre que les définitions sont là pour comprendre le mot, seul la définition est importante le mot reste lier au vocabulaire utilisé dans le bouddhisme. Ces quatre mots sont à intégrer à notre mode de fonctionnement, à notre être tout entier, ils doivent faire partie de notre vie sans que nous ayons besoin de penser à ces mots ni aux définitions de ceux ci.

Le Bouddhisme a été pour moi une façon de penser accessible et le simple fait de voir un Bouddha nous apporte une impression de calme et de sérénité. Nous avons cette image sans même avoir lu un livre sur ce mode religieux, cela fait parti de notre conscience collective spirituel, au même titre que toutes les autres religions.

Ce qui est important pour accéder à la sagesse, nous n'avons nul besoin de nous servir d'une religion, en effet pour atteindre notre objectif, il est nécessaire et indispensable de se libérer pendant la méditation de tous ce qui nous remplis. Notre premier travail est de se rendre disponible et accessible au changement, pour arriver à cela nous devons être comme un récipient vide pouvant accueillir l'immensité de la vraie voie, la voie de la sagesse.

Lorsque l'on découvre la Voie de la Sagesse, nous avons accès à un univers de conscience ou toutes les formes de croyances ne forment plus qu'une, Mme Helena Petrovna Blavatsky en a fait sa doctrine que je reprends :

« Il n'y a aucune religion supérieure à la vérité. »

Quelques explications rapides sur les enseignements de Bouddha, qui sont à mes yeux important pour comprendre la sagesse. Ces mots ou état de mots ont toutes leurs significations dés lors que nous entrons pleinement dans le mot, que nous comprenons sa définition au delà des mots qui le définisse. Ces états sont présents dans chaque instant de la vie, ils sont présents dans chaque action que nous faisons, dans chaque moment que nous vivons, il nous suffit de vivre ces mots, alors seulement à ce moment nous nous rendons compte que leur définition est bien plus grande que les simples mots qui composent cette définition, c'est ce que je vais essayer de vous faire découvrir dans ce livre.

Les 5 poisons : la colère, la convoitise, l'ignorance, l'orgueil et la jalousie.
Le nirvana : esprit libre non né, non crée, non conditionné, ni le néant, ni

l'existence. Au delà de la paix comme du conflit.

Le discernement, c'est-à-dire la capacité à voir les choses telles qu'elles sont. Nous devons atteindre une connaissance pure, libérée de la confusion émotionnelle et de l'intervention de la raison.

Samsara : cercle incessant de la souffrance dans la quel nous sommes tous prisonniers. Cette roue de l'existence nous enchaîne à nos impulsions qui nous conduisent à vivre des situations non choisies.

Dans le bouddhisme le mot clefs est le « discernement ». Ce discernement qui nous libère de l'ignorance source réelle de notre confusion.

Tout ce qui est écrit dans ce livre n'est pas à retenir chapitre après chapitre, pour être efficace notre lecture doit nous insuffler une connaissance, cette connaissance est sur la même base que l'addition suivante : 2 + 2 = 4

Nous avons acquis cette addition en nous par la répétition, la réponse ne passe même plus par notre cerveau, nous la citons par cœur. Il en va de même pour ce livre, ce n'est pas ce qui est écrit qui est important c'est le résultat, le travail que vous faites en vous avec les conseils de ce livre. Les chapitres doivent se mélanger à notre être, afin de ne faire plus qu'un avec notre conscience, ne faire plus qu'un avec les toutes nos connaissances, alors ainsi la clarté rejaillira de toutes ces connaissances sans les dissocier.

Pour pouvoir méditer et se libérer de tous ce qui nous entrave l'esprit, à commencer par notre propre réflexion, dans le zazen (méditation assise dans la position du lotus, c'est le retour à la position originel) on utilise des KUSEN. Le Kusen est un enseignement oral qui nous est transmis dans une langue différente que notre langue maternelle. Cela a pour but de faire réagir notre conscience personnelle et s'adresse à elle. Les Kusen sont important il parte de l'esprit de votre guide en méditation à votre esprit (i shin den shin : de mon esprit à ton esprit, de mon cœur à ton cœur). Le Kusen est un enseignement oral et ne sort pas de la conscience personnelle ni ne s'adresse à elle. Il prend racine dans Hishiryo et s'adresse à Hishiryo. (Hishiryo est la pensée part delà la pensée, la conscience profonde cosmique, supra individuelle).

Le Kusen n'a pas pour but l'éducation de la connaissance et du savoir, il doit impressionner le cerveau profond et faire jaillir l'intuition et la plus haute sagesse. Si nous avons besoin d'écouter de la musique pendant la méditation, ou si nous prenons des chants ou des mantras comme support pour la méditation, il n'est absolument pas nécessaire de vouloir les traduire pour ressentir toute la puissance de ces textes. Un exemple lorsque les messes sont dites en latin, c'est un « kusen ». La musique est aussi un kusen, les notes font vibrer différentes cellules de notre corps et de notre esprit, sans pour autant qu'il y eu des paroles de dites.

Les premiers pas, ainsi que les suivants se fond par la méditation. La méditation est la seule et unique façon de pratiquer et d'aller très loin dans la découverte tout en restant immobile. Pour arriver à voir le monde tel qu'il est vraiment il est nécessaire de suivre un protocole, car nous ne pouvons méditer correctement si nous ne modifions pas certain aspect de notre comportement.

Lors de la méditation, il est important de ne rien vouloir prendre ni rejeter. Cela se traduit simplement que toutes les idées qui nous viennent à l'esprit ne doivent pas être développer, elles doivent passer leur chemin mais en aucun cas nous devons vouloir les arrêter car cela revient à développer une idée. Nos pensées vont circuler librement dans notre esprit, comme un message sur un bandeau, nous devons les laisser circuler et ne pas donner une intention dessus, juste le laisser se dérouler devant nous. Le fait de développer une idée lors de la méditation est de la réflexion n'est plus méditation. Ce n'est pas parce que nous sommes dans la position du lotus (position la plus favorable pour méditer) que ce qui en résulte est méditation.

Pendant une méditation dans la position originel notre esprit est pleinement et véritablement en paix et serein. Nous comprenons que cet esprit est la continuité du cosmos comprenant toutes les existences, la vérité est sans décoration et sans imitation.

Pour avoir une base solide de travail, nous devons nous dépouiller de tout ce que l'on a appris, nous libérer de toutes les sciences que nous connaissons, pour trouver la Vraie voie nous devons nous retrouver comme « vierge » de nos connaissances, de notre savoir afin de pouvoir accéder à la grandeur universelle de notre être véritable. Nous devons être comme un récipient vide pouvant accueillir la vraie voie, la voie de la sagesse.

Nous devons pouvoir nous regarder, nous regarder à l'intérieur, regarder en nous même, trouver son véritable égo, (et non sont contraire que nous nourrissons chaque jour) être conscient en l'énergie cosmique qui est en nous. Cette attitude est importante et bonne pour notre vie quotidienne…

Pour accéder à cette voie qui est en nous tous, il est nécessaire de ne pas vouloir, ni refuser ce que l'on a en nous. Il est nécessaire de ne pas désirer, ni vouloir dans l'instant une réponse ou une action. Ne pas attendre non plus d'avoir… pour. Si non notre vie va être très vite difficile.

Notre vraie valeur est en nous et non dans la représentation que les gens peuvent avoir par rapport à notre tenue, à nos biens, à notre situation. Notre enseignement peu survenir à n'importe quel moment à partir du moment où nous n'avons aucune discrimination par rapport à l'auteur de l'enseignement. Notre enseignement vient sans jugement, il est donc absolument nécessaire de n'avoir aucun jugement. A partir du moment ou nous jugeons, nous nous prenons pour quelqu'un de supérieur, si l'on est supérieur nous le sommes par rapport à quoi ? En quoi serions nous supérieur, si c'est par rapport à une valeur, nous ne devons rien désirer, donc nous ne pouvons nous prétendre supérieur parce que l'on possède plus de chose ou parce que la personne qui nous enseigne possède plus ou moins de chose que nous. Supérieur par rapport à des connaissances, nous ne devons rien rejeter, cela s'explique que même une personne sans instruction ou moins de culture peu nous apporter un enseignement. Lorsque nous sommes attentifs et exempt de tout préjuger, une action que l'on fait, ou que l'on voit se dérouler devant nous, nous apporte un enseignement. Cela se traduit de la façon suivante, nous laissons une place dans notre cœur afin d'ouvrir nos connaissances, sinon pourquoi aller plus loin.

« Ne fuis pas, ne cherche pas, ne sois pas attaché. Si nous recherchons quelques choses, notre esprit perd sa pureté. » (Kodo Sawaki)

Les phénomènes qui surgissent dans notre vie sont très nombreux, mais une seule voie soutenue par une seule et

même concentration doit nous diriger.
« La méditation »

Si pendant votre méditation, vous vous permettez le fait d'attraper une idée, de sélectionner une idée, de développer une idée, vous créez un dérangement pour vous peu être aussi infime qu'un cheveu mais qui peu avoir des répercussions très graves sur vous-même. Je m'explique, c'est comme si vous étiez un pilote d'avion et que vous déviez de votre trajectoire de quelque centimètre, après un vol de quelques heures vous n'arriverez pas la ou vous devriez arriver. Pendant la méditation si nous développons une idée cela revient à dévier notre trajectoire de quelques millimètres, cela à pour cause que le résultat de la méditation n'est pas le résultat de la méditation mais celui de notre esprit. Cela ne nous permettra pas de trouver la vraie voie. C'est pourquoi il est important de ne pas attraper ses pensées.

Nous sommes en permanence en dualité avec nous même car nous voulons absolument gagner dans tous les domaines sans vouloir perdre quoi que se soit. Nous sommes en rivalité avec le juste et le faux. Il faut avoir en conscience que si l'on obtient une chose, nous en perdons une autre, et vice et versa. Voici un exemple pour que cela soit plus simple à comprendre. Vous perdez votre travail, en vous s'oppose deux sentiments, le premier un sentiment d'injustice de discrimination, de rejet de la société, de l'autre se crée une énergie qui vous donne la force de réagir et de retrouver un autre travail voir de changer complétement de vie. Si nous abandonnons les notions de prendre et de rejeter, tous se manifeste devant nous et notre conscience est purifiée. La voie vraie est sans dualisme et sans relativité. Nous ne passons plus par les deux sentiments qui s'opposent, nous avons en conscience que notre évolution personnelle doit en passer par là. Il nous suffit juste de percevoir pourquoi ce changement intervient dans ma vie à ce moment, et la réponse vient par la méditation.

Dans notre esprit il y a toujours des oppositions, des relativités, des souffrances. En réalité dans notre vie quotidienne il y a une opposition, une contradiction avec ici et maintenant. Mais si notre esprit est dans un état de véritable tranquillité, ni l'insuccès, ni la malchance, ne peuvent provoquer la souffrance. Ni le succès, ni la réussite, ne peuvent provoquer la suffisance.

Zen

Je me suis mis à étudier la voie du Zen, mais que signifie Zen pour nous occidentaux :

Etre dans un état paisible, pouvoir accepter les situations de tous genres avec un calme et une sérénité, sans avoir besoin de se mettre en colère. Facile, mais pour arriver à cela il faut un travail sur nous même qui nous mène dans nos plus profonds retranchements et il faut absolument que l'on accepte le fait d'être ce que nous sommes et que nous sommes perfectibles, ne pas rester dans notre ego qui veut juste récupérer le « zen » pour l'esprit sans avoir besoin de faire le ménage avant. Afin de pouvoir récupère l'essence même du zen, qui, elle change complètement notre énergie et nous ouvre les yeux il faut aller au delà de notre égo.

Nous ne pouvons pas accéder au zen qui est en fait une grande sagesse si nous le désirons, si nous voulons le posséder. Le Zen (la grande sagesse) vient à nous, seulement si nous avons fait un travail en profondeur sur nous même et que nous avons retiré de nous, toutes envies de possession, de pouvoir sur les êtres, de pouvoir sur tous ce qui nous entoure. Retirer de nous jusqu'au limite du contrôle de notre vie. Nous devons avoir un esprit libre. Et cet esprit libre nous est guidé par notre corps tout entier, notre foyer d'énergie est notre cœur, c'est notre cœur qui nous inspire, qui nous propulse, il est donc nécessaire de réapprendre à écouter son cœur.

   Nos connaissances, notre culture, nos forces, nos faiblesses font partie de nous, nous devons les entretenir, les faire grandir, mais aucunes ne doit prendre le pas sur l'autres. Tout cela fait ce que nous sommes aujourd'hui, et tout cela existera en nous demain. Nous devons simplement nous libérer de l'idée de ce que représentes toutes ses différentes sources d'énergie, afin d'être capable de laisser l'accès libre et sans entrave à l'esprit, alors à ce moment vous aurez un discernement qui va vous libérer de l'ignorance, source réelle de notre confusion. Il est important de garder cette image en mémoire :

« Comment sortir de la cage et non pas comment peindre autrement les barreaux. »

(La voix de Bouddha)

L'Ego

L'ego existe et il fait parti intégrant de nous même. Depuis de nombreuses années pour chacun d'entre nous il a pris le contrôle de nos sentiments, de nos émotions, de nos amours, de nos peurs, au détriment de notre cœur. L'égo à dose raisonnable est cette énergie qui nous donne de l'assurance, de la prestance lorsque nous sommes face aux autres. C'est aussi cette énergie qui fait que nous pensons à notre survit en période de crise. L'égo est une énergie qui à sa place en nous, il faut simplement apprendre à le maitriser, car cette énergie à un effet dévastateur si nous lui laissons trop de champ libre pour s'exprimer.

L'égo est cette réaction qui se manifeste en nous lorsque nous voulons tel objet plutôt qu'un autre car il est mieux qu'un autre, que nous souhaitions avoir le meilleurs est une action très juste, que nous désirions le meilleurs pour se sentir supérieur aux autres cela l'est déjà moins. L'égo a écarté est celui qui nous incite à ne voire que les produits non pour leurs utilités, mais pour montrer à autrui que l'on possède tels objets ou vêtement. Cette énergie qui veut montrer sa puissance en méprisant les autres personnes. Cette énergie qui nous pousse à en vouloir toujours plus, quitte à nous enfermer dans un système ou il est de plus en plus difficile de sortir. L'égo à également cette faculté de rejeter sa responsabilité sure : « ce n'est pas de ma faute c'est celle d'un tel ou à cause de ceci j'ai fait cela. » Il nous fournit des alibis.

    L'égo a réussi à convaincre notre cerveau qu'il agit pour notre bien, il a convaincu notre corps qu'il agit pour le bien de celui-ci. Mais l'égo n'écoute pas la véritable valeur qui est en nous celle qui veut s'exprimer, celle qui veut créer, celle qui veut tout simplement vivre sans être enfermer parce qu'elle va nous apporter une dimension cosmique qui n'a aucune commune mesure par rapport à ce que nous vivons pour le moment. Notre égo nous force à avoir peur de ce que nous ne connaissons pas, afin de pouvoir toujours avoir le contrôle sur nous. L'égo est une fiction illusoire à laquelle nous nous identifions à tort.

Nous ne pouvons accéder à un cheminement profond sur nous même si nous ne parvenons pas à contenir cet égo. Dans la société dans laquelle nous vivons nous sommes obligés d'avoir de l'amour de soi afin d'avoir confiance dans notre travail et tout ce que l'on réalise. Mais cet amour de soi ne doit pas déborder sur un égo qui prend le contrôle de notre existence, de nos choix de nos actions, de nos désirs, sans se soucier du respect des autres.

Une des lois de la biologie, de la physique quantique rien ne se perd, rien ne se gagne tout se transforme. Il en est de même avec les énergies qui sont en nous et à l'extérieur de nous. Cette loi peu s'interpréter comme suit, dans n'importe qu'elle domaine, nous ne pouvons attendre et obtenir quelque chose sans transformation, nous travaillons en échange nous percevons un salaire. Nous transformons un savoir faire en de l'argent. Nous aidons notre voisin, celui ci nous portera de l'aide à son tour lorsque l'on en aura besoin, nous transformons notre disponibilité en aide et cette aide sera de retour lorsque l'on en aura besoin à notre tour.

Lorsque l'on travail sur soi, comme la méditation, nous changeons d'énergie. Les énergies qui sont en nous et que l'on remplace par de nous nouvelle énergie, cette transformation s'opère en nous. L'énergie que l'on transforme est l'égo. A chaque méditation nous transformons de l'égo par une compréhension nouvelle, nous abandons une pars de notre être, la personne que nous étions dans le passé, par une nouvelle énergie qui comprend la compassion, l'amour, la paix, le respect des hommes et des femmes, l'honnêteté, la vérité, le partage, la générosité en quelque sorte le début de la sagesse. Nous ne pouvons pas obtenir cette ouverture d'esprit, cette nouvelle vision du monde sans l'échanger contre une partie de notre égo. Nous sommes des êtres d'énergie, la sagesse est la plus grande des énergies car elle les possède toutes en elle.

Cette énergie doit pouvoir circuler librement en nous, nous ne pouvons donc pas nous remplir de sagesse si nous ne transformons pas une autre énergie, si nous ne transformons pas notre égo qui prend la place.

Nourrir son contraire

Nous nous incarnons tous sur terre avec une énergie, une âme, une conscience, notre rôle est de purifier, de clarifier, de libérer cette âme de tous les tourments qu'elle a pu subir avant de venir en nous. Il faut être conscient que notre âme voyage de corps en corps, en effet elle vient s'incarner en nous lors de notre conception et parfois même avant. A l'origine notre âme a fait une expérience humaine, puis n'est pas rester pure, face aux tentations que nous procure d'avoir un corps, les envies qui sont créé par les « limites » de notre corps physique. Il en résulte que cette âme lorsque le corps vient à mourir se réincarne dans un autre corps en construction jusqu' au moment ou elle corrige tous les vices qu'elle a pris en cette vie terrienne et qu'elle redevienne à nouveau une âme pure. Ainsi seulement s'achève le cycle d'incarnation de nos âmes.

Notre coeur nous guide, il nous aide à libérer notre âme, mais il important de bien comprendre son message, le message qui nous vient directement du cœur, pas celui que l'on interprète venant du coeur. Une fois sur la bonne voie nous pouvons ensuite tout faire pour laisser notre âme s'exprimer.

Malheureusement, croyant faire ce qui est bon pour nous ici, sur terre nous faisons le contraire de ce que nous devrions faire ainsi nous nourrissons le contraire jusqu'à nous éloigner complètement de la personne que nous devrions être. Dans la culture bouddhiste lors de la prise de refuge, ils donnent un nom aux nouveaux adeptes, et ce nom ne désigne pas ce que nous sommes aujourd'hui, mais ce que nous touchons du bout des doigts, ce que nous devons devenir pour purifier notre âme.

Vous lisez aujourd'hui un livre sur la sagesse, c'est que vous ressentez le besoin d'assagir votre être tout entier, vous avez pris conscience que vous allier dans une direction qui ne vous convient pas, dans une direction ou tout va trop vite. Vous souhaitez prendre conscience du temps présent, vous avez déjà pris conscience que notre chemin est dans la sagesse, la voie qui mène à toutes solutions.

Notre besoin de nous assagir peu venir de tous les cas de figures que nous rencontrons durant notre vie. Ce qui est sûre c'est que la sagesse va nous guider sur la voie sur laquelle nous devrions être et non pas celle que nous avons empreinté jusqu' à aujourd'hui. Je vais d'écrire un exemple qui me semble assez facile à comprendre sur le fait de nourrir son contraire, il s'agit de personnes qui nourrissent leurs contraire jusqu' à vouloir modifier la nature même de leurs corps. Beaucoup de gens ont peur de vieillir, parce que vieillir nous rapproche immanquablement vers la fin de notre vie terrestre.

Malgré tous les produits de substitut que certaines personnes utilisent pour ne pas vieillir, ils ne peuvent que ce rentre compte que le temps marque de son empreinte leurs corps. Avec l'aide de la chirurgie plastique ces personnes vont réussir à préserver pour quelques temps la marque du temps sur leur corps, mais cela ne reste qu'une illusion, elle ne trompe personne en faisant un tel travail, ni leurs corps, ni leurs entourages, ni leur âge, elles ne flattent qu'une seule énergie, leur ego.

C'est d'ailleurs lui qui les force à continuer, il leur fait croire qu'elles véhiculent une image jeune et dynamique, alors qu'au plus profond d'elles même elles se voient vieillir sans cesse. Je me sers de cet exemple, car il met en rapport le fait de notre vie sur terre et le fait que nous sommes dans une société à qui nous donnons le pouvoir sur le regard des autres et sur le principe qu'avec de l'argent nous pouvons défier le temps qui passe.

En prenant la vie avec plus de sagesse, nous acceptons que le phénomène de vieillissement est irréversible et nous acceptons le principe simple que nous venons nous incarner dans un corps vivant et que quoi que l'on fasse le temps ne coule que dans un seul sens. Vous ne gâcheriez plus votre énergie vitale à nourrir votre contraire. Votre âme restera jeune et dynamique et vous accueillerais chaque jour avec la plus grande des vitalités, car vous ne vous gâcherais pas la vie avec vos rides. Beaucoup d'entre nous non pas encore pris conscience que nous jouons un rôle en venant nous incarner dans un corps humain, que nous sommes des être spirituels entrain d'avoir une expérience humaine.

À partir du moment où nous sommes en pleine conscience de notre dessein, le fait d'accepter de vieillir vous entretiendrais votre être en éveil, vous serait en paix avec vous même et vous n'aurez plus peur de vieillir donc plus peur de la mort elle même.

« C'est dans le plomb de la confusion que se cache l'or de la sagesse. »

Bien évidemment, il y a bien d'autres exemples de personnes qui nourrissent leurs contraires, car nous sommes tous différents. Chaque cas est unique, nous ne pouvons généraliser. Il y a le cas de la personne qui n'exprime pas les sentiments qu'elle ressent envers une autre personne, pour cet exemple il y a deux cas de figure principaux, le premier est la personne qui s'enferme sur elle, la seconde est la personne qui parlera sans cesse de choses sans intérêts dès qu'elle est en compagnie afin de ne pas laisser d'espace libre dans la conversation afin de ne pas avoir à dévoiler ses sentiments profonds. La encore ces personnes nourrissent leurs contraires, car elles ne veulent pas montrer les êtres sensibles qu'elles sont. Elles n'arrivent pas à être en paix avec leur âme.

La méditation prend alors tout son sens elle nous permet de définir dans qu'elle direction nous devons aller afin de trouver notre âme, et déterminer ainsi qu'elle travail nous devons faire en nous pour accéder à la sagesse. Beaucoup d'autre cas peuvent être cité, comme l'avarice, la convoitise, la colère, l'orgueil, la jalousie, l'ignorance,

l'agressivité, le mépris...
Il faut retenir une chose c'est que tous nos problèmes ne viennent que de nous, dans tous les cas de figure et non d'une tierce personne. Tous nos problèmes proviennent simplement du fait que nous nourrissons le contraire de ce que nous devons être, lorsque nous avons compris cela et que nous le savons en conscience il nous est plus aisé de méditer et surtout d'arrêter d'aller à l'encontre de ce que nous devons être.

« Si quelqu'un désire la santé, il faut d'abord lui demander si, il est prêt à supprimer les causes de sa maladie, alors seulement il est possible de l'aider. » *Hippocrate*

La méditation est le chemin à parcourir pour arriver à la pleine conscience, nous devons accepter de rencontrer notre âme, de la laisser s'exprimer même si celle ci contrarie l'image que l'on a toujours voulu donner, ainsi seulement nous pourrons accéder à la sagesse.

Il est bien entendu que si pour vous tous ces propos ne valent rien, c'est que vous n'êtes pas encore préparé pour faire le chemin en vous, par contre pour les personnes en qui cela résonne vous êtes prêt à partir à la découverte de votre être de lumière. Lorsque nous décidons de faire le chemin de la vraie voie, la voie du juste, nous ne pouvons accepter que l'un de ces comportements qui nourrissent le contraire de son âme puisse encore se faire ressentir en nous. Dès que nous avons pris conscience de "qui" nous sommes vraiment, nous ne pouvons continuer à nourrir notre contraire, sinon nous nous écartons du chemin de la vraie voie, et nous nous égarons dans les abîmes de notre ego, et il devient plus difficile de faire marche arrière car l'ego récupère la puissance de l'énergie dégagé par la vraie voie. Il est de la plus grande importance que la personne qui a commencé son chemin sur la voie du juste, la vraie voie donne tout ce qu'elle a en elle pour rester sur cette voie.

Voilà pourquoi il est important de se faire accompagner lors des premières méditations puis ensuite régulièrement afin de se faire recadrer avant tout débordement.

"Un véritable guide ne doit pas oublier la pratique."

La loi de cause à effet

Nous devons être conscients que tout acte à une répercussion. Il ne peut pas avoir d'action sans réaction, c'est une loi universelle, aussi bien pour les domaines physique, psychique, spirituel, cosmique. C'est une loi sans exception.

Cette loi est basée sur une réflexion simple, si nous plantons des tomates, nous aurons des tomates, quand bien même nous désirerions avoir des carottes.

Il est alors facile de comprendre que si nous souhaitons recevoir de l'amour et que nous distribuons que de la haine, nous ne pouvons récolter que de la haine.

Nous devons être pleinement conscient de cette loi, avant même de vouloir commencer la méditation, car nous n'obtiendrons aucun résultat positif si nous ne somme pas conscient de cette loi.

Lorsque nous souhaitons commencer la méditation, afin de

vouloir trouver de la sagesse, et que nous restons dans notre schéma de non ouverture au monde spirituel, nous ne pouvons accéder à cette énergie qui est en nous, car nous ne croyons pas pleinement. Il est important de croire en la force de cette loi. Nous ne pouvons recevoir que ce que l'on a semé. Si nous semons le doute, nous ne récolterons que du doute. Si nous semons la foi en notre être, nous récolterons la foi en notre être. C'est aussi simple que cela.

Afin d'être le mieux préparé possible avant vos méditations, vous devez déjà commencer à changer qui vous êtes, pour libérer l'être que vous souhaiter être. Vous ne pouvez pas vous dire j'attends d'être un sage pour avoir de la compassion envers les autres, en attendant je reste comme je suis. C'est un peu comme si vous vouliez changer de voiture sans prendre le soin de regarder les annonces ou les concessions de voiture, et vous attendez qu'elle arrive chez vous. Vous possèderiez déjà une qualité positive, qui est la patience.

Il va de soi que si nous désirons

être plus sage, nous devons d'or et déjà sans plus attendre commencer à l'être avec son entourage, et ensuite avec la pratique de la méditation nous pourrons l'être avec de plus en plus de personne.

La Méditation

La méditation est là pour nous aider à entendre notre voix intérieure, notre supraconscience. La méditation doit se pratiquer tous les jours, même si ce n'est que vingt minutes, mais cela doit être vingt minutes de pleine concentration. La méditation n'est pas un moment de détente, mais un réel travail de concentration. Il est recommandé de méditer dans la position originelle de bouddha, c'est dans cette position que nous sommes le plus receptif avec notre être intérieur. Il est nécessaire d'avoir le dos bien droit, afin de permettre à l'énergie de circuler librement du sol jusqu'au sommet de notre tête. La méditation ne se fait pas coucher, ou blottis dans des coussins ce n'est pas le moment de la sieste, la sieste n'est pas une méditation. Lors de séance de soin énergétique, nous pouvons nous assoupir, le travail se fait et est même parfois plus bénéfique, mais ceci n'est pas de la méditation, mais un travail énergétique avec l'aide d'un praticien expérimenté.

Nous pouvons si nous le voulons brûler de l'encens pendant la méditation, il est pour cela vivement recommander de prendre une senteur pas trop épicée ou une senteur forte en couleur, comme beaucoup d'encens qui serve à diffuser un parfum pour assainir une maison, il faut un encens au parfum subtil et délicat qui est juste la pour soutenir notre méditation. Pour connaître le temps de notre méditation, il est préférable de prendre de l'encens et de le couper à la longueur nécessaire pour notre méditation, nous avons ainsi un repaire dès que nous n'avons plus le parfum notre méditation est terminer, plutôt que d'avoir une montre ou un réveil qui nous indique le temps, car nous aurons toujours un regard sur lui et nous perdons un temps de méditation important. Lorsque nous sommes en méditation, le temps n'a pas le même rythme, nous sommes dans un espace temps ou le temps nous parait très long et le fait de regarder l'heure nous sort de cet état de pesanteur et nous nous retrouvons face au temps réel et le temps qui nous est nécessaire pour retourner dans cette espace temps de pesanteur nous prend une énergie qui n'est donc plus attribuer à notre recherche intérieure, mais au décalage de rythme du temps. Il est vivement recommandé de méditer le matin, la méditation du soir est en général avant le souper. Il sera plus difficile pour vous de faire une méditation correcte si vous la faite après avoir regardé le journal du soir.

Les informations formatent notre vision des choses et reviennent en boucle dans notre esprit, alors que le but est de vider celui-ci. Il est primordial de trouver un endroit isolé, afin de pouvoir méditer, dès que vous avez trouvé votre endroit, il est important de le garder, si nous changeons toujours de place nous ne trouverons jamais là notre. Il est préférable de pouvoir s'isoler, le bruit n'est pas dérangeant lors des méditations, mais l'agitation autour de nous l'est beaucoup plus. Il est préférable d'être tourné face à un mur neutre afin de ne pas être perturbé par des couleurs ou des objets qui peuvent nous dévier de notre concentration. Surtout lors de nos premières méditations. Contrairement à ce que l'on peu croire il est plus difficile de méditer avec les yeux fermer que les yeux ouverts. Lorsque nous fermons les yeux, nos penser défilent devant nous en image et nous les developons plus facilement que lorsque nous avons les yeux ouverts, nous n'avons que les idées et il est plus facile de les laisser passer sans les developer. Mais l'exercice reste quand même délicat car nous n'avons pas l'habitude de ne pas penser, pour simplement observer. Ce qui compte avant tout est la persévérance et non la réussite de la méditation. Tout changement nécessite de la persévérance, nous ne pouvons pas accéder tout de suite au plus haut niveau sans commencer par le bas. Il arrivera que nous n'arrivons pas à nous concentrer, mais il faut continuer, nous aurons l'impression que rien ne se passe, mais il faut continuer, cela peu mettre quelques jours, semaines ou mois, voire des années, tout dépend de la façon ou nous arrivons à discipliner notre cerveau et de ce que nous souhaitons vraiment atteindre.

Pour atteindre cet océan de grande connaissance, nous devons aller réellement au plus profond de nous même, nous ne devons plus réagir à tous nos soucis extérieurs, car nous avons appris à les canaliser, nous pouvons maitriser notre cerveau notre réflexion tout comme nous maitrisons nos bras ou nos jambes. Nous prenons le contrôle de notre être en entier, et non pas seulement la partie physique de notre être, la totalité, notre âme ou énergie cosmique incluse.

Lorsque nous sommes assis sur notre coussin de méditation, nous nous concentrons sur notre respiration. Nous respirons pleinement, sans bruit avec un courant de vas et viens de l'air qui nous berce. Notre respiration est silencieuse, nous arrivons ainsi à ressentir le voyage de l'air dans notre corps. Le gonflement et le dégonflement du ventre, masse notre « aras », notre centre universel. Nous ressentons les pulsations de notre cœur, notre esprit est fluide, nous ne retenons pas les idées. C'est alors que vient cette connection avec nous même. Nous entrons dans le Noumène.

Nous vivons une expérience intense et merveilleuse, nous comprenons notre place, nous comprenons la place du monde, nous comprenons l'existence des choses. C'est comme si on vous télécharge toutes les informations sur la plus grande des créations qu'est le cosmos, ainsi que sur la plus petite des particules que sont les atomes car tout est inextricablement lié. Nous faisons parti de ce tout et ce tout fait parti de nous. L'expérience est tellement intense que nos mots ne peuvent l'expliquer. Il est impossible de décrire complètement et de manière satisfaisante par des mots, parce que le langage humain a été créer et est utilisé par des hommes pour exprimer des choses et des idées qu'éprouvent leurs sens et leur esprit.

Une expérience surhumaine n'a pas de mots suffisamment puissants pour le décrire. Se que nous recevons pendant une fraction de temps, il nous faudrait plusieurs années d'écriture pour le décrire. Lorsque nous sortons de notre méditation, nous en ressortons changer, chargé d'énergie pure. Les objets ont une autre énergie, du moins nous percevons l'énergie qui se dégage d'eux, alors qu'auparavant nous ni portions pas d'intérêt. Nous voyons les personnes avec un autre regard, nous percevons leurs énergies, nous voyons leurs vraies personnalités car nous ne faisons plus qu'un avec les autres. Il va sans dire que nous ne devons porter aucun jugement, afin de rester dans la vraie voie. Notre personne toute entière se retrouve dynamisé avec une telle énergie qui nous propulse, afin de mettre en action toutes nos idées. Notre énergie nous permet de rayonner afin d'aider les personnes de notre entourage à se sentir mieux, comme les rayons du soleil peuvent nous apporter chaleur et réconfort et de l'énergie après une longue période de pluie ou de brouillard.

Nous sommes cette énergie, et cette énergie s'entretient en méditant et en restant dans le juste afin de ne pas nourrir son contraire, car l'ego veille et veux s'accaparer cette énergie pour lui, alors que cette énergie qui émane de nous est pour tout le monde.

Nous ne travaillons pas pour nous lorsque nous méditons, il est nécessaire (indispensable) de dédier nos méditations aux personnes qui souffrent ou qui non pas d'amour, le mieux étant à nos ennemis. D'ailleurs nous n'avons aucune raison d'en vouloir à nos ennemis, car ils se mettent en difficulté eux même sur les plans karmiques, au contraire nous devons avoir une réelle compassion pour eux, ils permettent de nous élever spirituellement dans le monde de l'absolu compassion, dans le monde de la profondeur de l'homme, ce qu'il y a de plus beau, de meilleur en lui. Nous comprenons que nous ne perdons rien, sauf de l'honneur face à une personne qui nous en veut.

L'honneur est la face cachée de notre égo, la réalité de ce qui est important c'est ce que nous devons réellement vivre, ne pas transformer ce que nous devons vivre à l'instant présent, en l'appelant défaite, perte, dommage, mais en l'appelant mon chemin vers ce que doit vivre ici et maintenant pour m'élever vers le voie de la pleine conscience. Alors nous comprenons pourquoi nous devons remercier les personnes qui nous en veulent, car elles nous permettent inconsciemment, car elles ne recherchent pas notre bien être, de nous élever spirituellement vers la personne que nous devons être, afin de continuer notre parcours sur la voie de l'élévation. J'aime cette petite histoire qui est représentative de notre vision du bien et du mal : « Voici un petit oiseau en hiver qui a froid, il a du mal à voler, il est fatigué. Il est au sol, sans pouvoir se relever ; Une vache arrive, le regarde, le renifle, lui donne un coup de langue pour enfin se retourner et lui laisser tomber dessus une bouse, puis elle s'en retourne. Quelques heures plus tard un renard à l'aguet s'approche de l'oiseau, le renifle à son tour, le sort de la bouse, le nettoie et le mange. »

La morale de cette petite histoire, est que ce n'est pas les personnes qui vous mettent dans une position qui peu paraître au premier abord inconfortable qui nous veulent le plus de mal. En effet nous pouvons voir la scène avec la vision suivante que la vache a protégé l'oiseau du froid et de la fatigue en le recouvrant de ce qu'elle avait de chaud sur elle, pour qu'il puisse reprendre des forces afin de pouvoir de nouveau voler. Le renard quand a lui, il le sort de cette position qui nous semble peu enviable, pour se nourrir. Cette petite histoire nous montre qu'il y a toujours plusieurs possibilités de vivre quelque chose, il s'agit juste de trouver le bon point de vue.

La méditation nous permet de modifier notre point de vue sur les choses qui nous arrive, car nous visualisons tous les aspects d'une action et non pas seulement celle dictée par notre mental.

Grâce à une énergie accrue, à une attention et une vision plus juste qui mettent les choses à la place qu'elles doivent avoir, sans que l'imagination les aggrave.

La solution vient du point de vue objectif et la sagesse inconsciente s'élève.

Une grande part de la souffrance vient bien entendue du contenue de se subconscient sur lequel les gens n'ont pas de prise et qui les diriges à leur insu. Tout ce que nous avons relégué, refoulé dans les profondeurs de notre être, et que nous avons oublié, peu être soudain réveillé par un choc subit, par la sollicitation des circonstances et ce contenu revient et devient souffrance, s'accroît, se multiplie parfois considérablement d'une manière intolérable, même une petite blessure d'amour propre telle que la vie en provoque forcement. Pendant la méditation la pensée consciente est pratiquement arrêté, on vit alors dans les profondeurs de soi même, la ou tout est silence, vide absolu. Et là il n'y a pas de souffrance. On est au delà de l'égo.

La différence entre le bien et le mal, voila la maladie de l'esprit. Ne rien rechercher, ne pas se raccrocher à une idée à un état d'esprit de philosophie rester humble sans aucun désir de quête et vous pourrez trouver la paix véritable, l'essence même de la sagesse.

L'exercice est ouvert à tous sans aucune limitation, il y seulement une condition à respecter, c'est d'être dans la non pensée au moment de la méditation, mais attention, ne pas devoir penser qu'il ne faut pas penser, car c'est penser ! La non pensée est indispensable car nous n'avons plus tout ce que l'on possède, tout ce que nous connaissons. Mais nous le possédons toujours et les connaissances sont toujours présentent, elles font partis de nous mais nous ne nous en servons pas pour méditer ni même pour analyser ce qui nous arrive en méditant. La non pensée est égale à un ballon, nous pouvons l'envoyer en l'air, il redescend lorsqu'il a fini sa course, si nous l'envoyons dans un ruisseau, il va suivre le cours d'eau sans se soucier de sa trajectoire qu'il avait avant sa chute dans cette eau. C'est cet état d'esprit qui est importante, de pouvoir suivre un courant ou un autre sans aucun contrôle, sans réactivité de notre pensée. La non pensée doit être comme cela libre de toute contrainte et d'engagement afin d'explorer toute les partis de notre corps sans contrôle de notre part.

Il y a des personnes qui nous guident dans notre quête de découverte de notre âme. Ces personnes peuvent se faire appeler maître, il n'en demeure pas moins serviteur de la voie vraie. Aucun homme ne peu être élevé par rapport à un autre homme. Il y a seulement des personnes qui ont fait la découverte de la voie et qui le plus naturellement du monde on envie de partager cette découverte, pour la bonne et simple raison que nous ne pouvons garder cela pour nous, sans tomber dans un contrôle de pouvoir et l'on perd cette essence qui nous à permis d'accéder à la voie de la sagesse, la voie de la connaissance ultime de l'infiniment grand à l'infiniment petit.

L'Univers est en nous

« Notre être est l'Univers, l'univers est en nous. »

La matière est une création et tout ce qui peut être créé peu être imaginé, et tout ce qui peut être imaginé peut-être créé. L'imagination est une image de notre esprit qui ensuite et créer. Notre monde n'a cessé d'évoluer et ne cesse d'évoluer afin de créer la vie et de la préserver malgré toutes les attaquent que l'homme lui fait subir. Notre Terre est en perpétuelle création afin de contenir toute cette vie qu'elle a créée.

Lorsque nous méditons et que l'on est dans la non pensée, que nous nous laissons guider dans les profondeurs de notre corps, nous prenons conscience de cette réalité, de cette immensité que sont notre corps et l'univers, qu'ils ne sont qu'un, qu'il ni a ni début ni fin. Nous prenons conscience que la plus infime des cellules est emplie d'énergie au même titre que les planètes de notre système solaire. Nous comprenons que l'infiniment grand et tout aussi vertigineux que l'infiniment petit. Il est très difficile d'expliquer le fait réel que nous ne sommes qu'un avec l'univers de par notre culture qui nous prête une conscience que nous sommes le fruit de dieu. La réalité est tout autre, nous faisons parti de l'univers de part notre construction. Nous sommes en perpétuelle mutation, il y a les changements externes et les changements internes, il en est de même du cosmos qui est en perpétuelle mutation. Je vais essayer de l'expliquer par un exemple simple à comprendre et qui aura pour but de faire travailler notre imaginaire.

Lorsque qu'une question nous est posée, nous allons chercher une réponse à celle ci. Le fait de rechercher dans nos pensées, de réfléchir, se sont des actions que nous faisons sans prendre conscience que nous faisons une recherche dans nos mémoires, nous pensons que le résultat de notre réflexion vient du fait que nous avons consulté un casier dans notre cerveau et que nous avons pris le dossier ou il y avait la réponse à la question qu'on nous a posé. Il est intéressant de voire que le cheminement est d'un tout autre ordre, lorsque l'on arrive à voire le chemin que prend notre réflexion. La question voyage en nous comme dans l'espace sans se soucier de l'apesanteur, elle peu aller dans n'importe qu'elle partie de notre être pour rechercher la réponse. Il y a une connexion qui se fait dès que nous avons la réponse à la question, avec ce que cela peu avoir comme conséquence pour tels ou tels réponses, comme dans une partie d'échec il y a une étude complète de la stratégie, si je bouge cette pièce, il peu se produire ça, si nous devons accompagner notre réponse d'un geste ou d'une expression, nous le faisons dans un même élan, nous faisons tout ceci en une fraction de seconde. Le même principe d'un trou noir dans l'espace, qui aspire tout ce qui passe à coté et qui le renvoi à des années lumières en une fraction de seconde.

Lorsque nous prenons le temps de réfléchir à ce qui vient de se passer en nous pour répondre à cette question, nous nous rendons compte que l'espace et le temps sont intimement lié pour trouver la réponse en un temps record accompagner de la gestuelle ou autre expression corporel, et tout ceci sans aucun contrôle de notre part.

Le principe de la pesanteur existe en nous, la question ne reste pas sur le chemin de notre cerveau, elle envahie tout notre corps comme la lumière, le temps se transforme en vitesse de la lumière, notre réponse est trouvée, exprimé et fait partie de notre passé, et nous n'avons pas eu le temps d'en prendre pleinement conscience. Lorsque nous prenons le temps de revenir à ce qui vient de se passer, et que nous prenons conscience de ce qui vient de se passer en nous pour répondre à une question, nous prenons conscience du temps écoulé, comme si celui ci n'étais pas présent. Nous pouvons alors ressentir cette immensité qui est en nous de pouvoir agir sur le temps, nous pouvons nous imaginer en apesanteur dans l'espace, nous flottons au milieu des planètes et autres étoiles, nous ne prenons pas conscience du temps qui passe comme si tout été arrêter. Dans cette apesanteur tout nous semble calme, nous avons l'impression alors que rien ne bouge que tout semble être à l'arrêt, alors qu'il y a du mouvement en permanence. Nous prenons conscience de l'immensité de cette espace ou chaque planète, chaque étoile ont leur place et leur rôle, et cette immensité nous rassure.

Lors d'une méditation, faite l'expérience de refaire le voyage intérieur d'une question qui vous a été posé, jusqu' à l'obtention d'une réponse de votre part, vous vivrez alors cette expérience de pesanteur, d'immensité à l'infini ou il n'y pas de limite, pas de début pas de fin. Vous ressentez cette espace et ce vide ou chaque chose à sa place, sa propre réalité, sa propre façon d'agir pour nous apporter équilibre, santé et vie, Vous vivez cette expérience ou le temps n'agit plus sur vous, comme il agit sur nous au quotidien, à ce moment la nous commençons à percevoir la vraie puissance de notre corps et ses capacités sans limite. Nous commençons à nous laisser envahir par l'infiniment grand qui réside à l'intérieur de notre corps, et nous n'en percevons pas les limites.

Dés lors que nous arrivons à nous connecter à notre pouvoir énergétique, nous pouvons prendre conscience de toutes les actions que nous faisons tels que le simple fait de respirer, de manger, de vivre….

Le monde est impermanent.

La Voie Vrai

En japonais, le Satori

Nous voulons, de par notre éducation, connaître tout sur tout, nous posons des questions afin d'avoir des réponses, ce qui est tout à fait normal d'être curieux, et nous devons l'être au quotidien. Il ne faut cependant pas oublier que nous pouvons obtenir des réponses sans avoir eu de réponse orale. Je vous parle pour des questions sur le développement personnel, les réponses que l'on vous apporte par des mots ne vous conviennent surement pas ou du moins nous ne les entendons pas comme elles doivent être entendu, car notre esprit va comprendre la signification qui lui convient le mieux sans avoir à se brutaliser ou alors il prendra les mots avec trop de vigueur qu'il se découragera et n'auras plus envie de continuer. Voilà pourquoi lors des enseignements les mots sont dans une langue qui ne fait pas parti de notre vocabulaire, de notre langue maternelle afin que les mots agissent directement sur notre conscience, et cela est valable aussi pour les réponses qui nous sont apporté par tout autre moyens qu'oralement. Nous comprenons que seul la vibration des mots et importante et pas le mot en lui même. Seules les vibrations des mots doivent nous guider. Nous devons être par rapport aux mots dans un état de noumène.

Dans la perspective de Husserl, le noumène n'est effleurable qu'aux confins de l'intelligence, lorsque l'agitation des mots et des concepts cesse, lorsque l'intelligence à l'état pur n'est qu'intuitions silencieuse, ou lorsque les mots ne sont plus des mots et alors toute tentative d'accéder au monde noumémal relève davantage de la poésie et de l'art.
Les phénomènes sont les « objets » tels qu'ils nous apparaissent : matériels (table, livres, mur) ou immatériels (les faits, les émotions, les pensées) ils ont un début et une fin, ils sont indéfinissables. Le noumène est la

réalité intemporelle, indéfinissable, telles qu'elle est, on peut mieux la percevoir sans jamais pouvoir la décrire avec des mots ou la cerner à l'aide de concepts.

Ce qu'il faut comprendre et retenir, les réponses à notre développement personnel sont trop complexes pour être décrite par des mots. En exemple nous allons prendre le mot Amour, en français ce même mot et utiliser pour aimer quelqu'un, aimer dieux, aimer les pâtisseries, aimer sa voiture, il a diffèrent degrés d'intensité suivant l'adjectif qui est derrière, et la personne qui utilise ce mot, car il faut prendre en compte les différences qu'il y a entre nos propres expériences pour avoir une interprétation du mot amour. Il y a là, un monde qui est intéressant de voir avec le langage et qui ne s'arrête pas juste avec le seul mot aimer, il y a beaucoup de mots dans notre langage qui ont plusieurs significations. De plus entre ce que je pense, ce que je veux écrire, ce que vous avez envie de lire, ce que vous croyez avoir lu, ce que vous croyez comprendre et ce que vous avez compris il y a un écart énorme, car les mots ont trop de signification et sont trop simple pour d'écrire une expérience spirituelle. Voilà pourquoi la seule vibration des mots a une importance, car elle parle à notre esprit sans détour, sans interprétation différente de la vérité possible.

Ouvrir les yeux et l'esprit

Si nous faisons confiance à la nature nous pouvons être en harmonie avec la voie. La nature est la nature originelle, la vie cosmique, l'abandon de l'ego, cela est la vraie nature, la nature originelle, sans mauvais ego.

D'un côté le monde ou nous vivons de l'autre le domaine de l'esprit. Nous ne voyons que ces deux extrémités et non le point du milieu qui les relie, voilà pourquoi nous les regardons comme complètement opposé.

De part notre origine, notre culture, nous avons par habitude de classer les gens par catégorie, nous faisons toujours une relation il ressemble à un tels, nous passons notre temps a classer les personnes par le actions, par leur ressemblance, par l'image qui se dégage d'eux, en aucun cas nous ne pouvons rester sans jugement sur les autres par rapport à soi.

Mais qui sommes nous pour juger une personne, nous ne connaissons pas ce qu'elle vie, surtout ce qu'elle a vécu avant de s'incarner ici et maintenant. Dès que nous portons un jugement sur quelqu'un, nous lui tissons un sac dans lequel nous le mettons avec tous ses défauts sans lui laisser une chance de nous montrer qu'elle est peu être sur le chemin de la rédemption, ou qu'elle ne correspond pas en fait a ce que l'on a l'impression que cette personne représente. Nous ne pouvons nous permettre de juger quelqu'un cela reviens à dire que nous sommes mieux que cette personne, dans quel sens sommes nous mieux, qui en nous décide que nous sommes meilleur qu'une autre personne, ne serait pas la l'œuvre de notre ego, qui recherche a se rassurer par rapport au fait qu'il nous oriente dans la mauvaise direction, notre ego en agissant ainsi nous incite à ne pas aller au fond de nous même, car de trouver la lumière en soi modifie notre être tout entier, notre comportement et le pouvoir de décision est redistribué.

Si nous prenons un peu de recul par rapport aux guerres et crimes contre l'humanité, nous ne pouvons que constater que les causes sont nées d'un constat que tels ou tels catégories de religions ou de personnes sont mieux pour nous qu'une autre et que l'on veut, par n'importe qu'elle prix humain, le démontrer. Voilà la raison la plus importante pour laquelle il ne faut porter aucun jugement. Bien évidement il s'agit d'un exemple fort, un exemple poussé à l'extrême, ce qu'il faut retenir, est que nous possédons tous la lumière au plus profond de chacun d'entre nous, à nous de s'avoir la mettre en valeur.

"L'obscur existe dans la lumière, la lumière existe dans l'obscur ». Aucun dualisme.

D'un côté le monde ou nous sommes de l'autre le domaine de l'esprit. Nous ne voyons que ces deux extrémités et non le point du milieu qui les relient et c'est pourquoi nous les regardons comme complètement opposée. Ces deux mondes font partis de nous, nous ne pouvons les séparer, nous ne pouvons pas vivre uniquement dans l'un ou l'autre. Lors de nos méditations nous vivons dans ces deux mondes et plus nous méditons plus loin nous allons dans la compréhension de ces deux mondes et plus il nous apparaît comme une hérésie de vouloir les séparer. La séparation a été faite uniquement afin que l'on soit moins fort pour affronter notre vie de tous les jours. Certaines personnes à un moment de notre histoire se sont attribué le pouvoir est ont choisi délibérément de séparé ces « deux mondes » afin de pouvoir diriger à leur guise les croyances.

Avec la méditation orientée par nos éclaireurs, nous travaillons sur des thèmes divers tels que le minéral, le végétal, l'animal, le liquide et le but, est de pouvoir entrer en contact avec ses éléments qui entoure notre quotidien. Le but de ces méditations est un total abandon de l'ego, afin de ne pas seulement toucher un de cet élément mais de rentrer au plus profond de l'élément choisi. C'est un moment de grande concentration, et surtout d'abandons de ce que nous croyons être pour devenir l'un de ces éléments. Il est assez facile de s'imaginer être un élément liquide, nous n'avons qu'à penser à une chaude et belle journée d'été et l'idée de plonger dans un bassin vous vient à l'esprit. Avec un peu de travail vous pouvez sentir la fraîcheur de cette eau sur vous.

A ce moment vous ni êtes pas encore vous n'êtes qu'au stade du ressentir la présence de fraîcheur, l'exercice est d'être cet élément vous devez être les molécules qui composent cette élément, vous devez être l'énergie que crée cette élément, vous devez être la pensée de cette élément, c'est un véritable abandon de son corps pour être un autre corps. Lorsque vous en êtes à cette étape vous avez pris conscience que vous n'êtes qu'un avec le monde extérieur.

L'étape du liquide est la plus accessible, il est un peu plus difficile d'être une roche, ou une pierre. Dès que nous avons dépassé cette étape, il ni à plus aucun doute sur le fait que nous sommes tous en relation avec le monde qui nous entoure, que nous sommes constitués des mêmes atomes. La même sève nous constitue et nous lie au monde qui nous entoure.

Ces expériences ont pris un degré de consciences supérieures depuis que des scientifiques ont mis en avant les lois de la mécanique quantique. Les lois de la mécanique quantique régissent les phénomènes à l'œuvre dans les moindres atomes et particule, des moindres morceaux de matière qu'il s'agisse des étoiles et des planètes, des rochers ou des immeubles ou bien encore de vous et moi. Nous ne sommes pas des êtres isolés. Tout à une incidence sur nous et inversement. Ce que nous faisons change le cours des choses. Telle est la réalité que nous avons du mal à reconnaître. Nous imaginant comme séparé des autres et du monde. Or cette illusion entraîne des actions négatives et une profonde souffrance. Il ne faut pas nier les émotions même les plus négatives mais les transformer.

Pour en revenir à notre monde

humain, chaque jour un motif d'inquiétude survient, mais si nous pouvons le laisser passer, si nous ne lui accordons pas la première place des difficultés rencontrées, nous finissons par l'oublier et de cette difficulté jaillira la joie. Ce qu'il faut comprendre, c'est que tous nos problèmes ne sont pas commodes, tous les phénomènes également ne sont pas faciles, mais une fois résolu, la difficulté est vite oubliée et ne nous semble plus réellement importante. Afin d'affronter notre problème quotidien notre perception des choses doit être aussi une perception en profondeur. Si nous nous plongeons sur les problèmes qui nous arrivent, que nous arrivons à être nos problèmes nous comprenons alors qu'ils sont liés à nous, à ce que nous devons vivre car nous nous sommes écarter de la voie du juste et de l'amour universelle. C'est un message pour nous faire réagir afin que le meilleur de nous même puisse refaire surface afin de nous guider vers le meilleurs pour nous. Si tout ce que nous faisons est en relation avec la voie du juste et que tout ce que nous faisons est en harmonie avec la loi universelle du juste nous n'avons pas de message et il nous arrive que de belle chose. Le plus difficile dans notre societe de consommation est de ne plus rien vouloir. Nous devons avoir cet état de conscience de ne rien vouloir, non pas parce que nous ne pouvons pas nous l'acheter, car effectivement nous n'avons pas l'objet mais nous ne sommes pas heureux car nous reportons cela sur le fait que nous n'avons pas pu l'acheter et non sur le fait que nous ne le voulons pas. Nous ne devons rien désirer parce que nous avons conscience que nous avons la plus belle des choses qui soit : la VIE. Afin de nous évitez beaucoup de difficultés nous devons penser différemment nous ne devons plus être dans le vouloir vouloir (avoir) mais bel et bien dans l'être. À vouloir persister dans la voie du "avoir" et continuer à penser qu'il est plus important que le "être" nous connaîtrons difficilement le bonheur. Ne nous laissons plus manipuler par le "avoir" ou les choses, car se n'est pas elle qui doivent décider pour nous. C'est la même démarche en ce qui concerne notre travail, ou notre recherche de travail, il faut se poser la question qui nous concerne vraiment, pourquoi voulons-nous une meilleure place, qu'est-ce qui motive réellement ce souhait, si ce n'est que l'appât du gain, il y a peu de chance que cela fonctionne.

Pour les personnes qui recherche un emploi, nous comprenons tous la nécessitée d'avoir un travail dans notre société, notre recherche doit être guidé par le cœur et non par notre mental. Il est vrai que nous pouvons trouver une place dont le poste nous semble moins intéressant que le poste occupé précédemment, ou ave c un salaire inférieur, n'oublions pas le principal, il s'agit d'un travail et celui-ci peut nous aider à avoir une vie sociale, ensuite nous devons comprendre pourquoi notre chemin de vie nous fait passer par là, et au moment ou nous comprenons « le » pourquoi nous en sommes là, et pourquoi nous vivons cela, à ce moment nous serons guidé et quelque chose de plus adapté à notre être apparaitra sur notre route.

    Faites confiance à votre cœur.

L'énergie universelle

" Même si nos paroles sont justes,
Même si nos pensées sont sans erreurs,
Cela n'est pas conforme à la vérité
L'abandon du langage et de la pensée,
Nous mèneras au delà de tout lieu."
(Shinjinmei-Recueil de poèmes sur la foi en l'esprit)

Ce poème nous fait comprendre qu'il faut aller encore plus loin que la voie du juste. Dans le sens ou même si nous sommes sûres de nous, de nos dire, que nous sommes convaincus au plus profond de nous d'être dans la plus juste des vérités, cela s'annule simplement à partir du moment ou nous désirons l'exprimer afin de rallier quelqu'un à notre pensée. Si effectivement nous somme dans le vrai, nous n'avons pas besoin de convaincre quelqu'un, seules nos actions présentes feront prendre conscience, à la personne dans un futur plus ou moins proche
Que nous sommes un éclaireur. A partir du moment où nous sommes dans le

vraie, les actions qui suivrons ferons prendre conscience au monde que nous sommes dans le vrai, sans avoir besoin de l'exprimer par des mots, uniquement en faisant ce que l'on doit faire, car cette vérité ultime nous est parvenu grâce à se partage universelle qui nous lie tous.

Nous ne faisons que diffuser des informations que notre esprit à capter grâce à nos méditations mais nous ne sommes en aucun cas propriétaire de ces informations elle appartienne à l'inconscient collectif, donc nous n'avons aucune légitimité dessus.

Savoir « quelque chose » en conscience c'est avoir la réponse à ce « quelque chose » en nous, sans passer par notre réflexion. Un exemple, le rythme est quelque chose que nous avons en nous sans passer par la réflexion. Nous sommes conscients des formes sans avoir à penser à ce que nous voyons. Nous devons être dans cet état de conscience lorsque nous parlons de quelque chose. Nous ne pouvons dire " je sais tels choses", mais au contraire j'ai pleinement conscience de tels chose. Lorsque nous parlons en conscience il nous est plus facile de ne pas penser. Nous devons être en conscience de tout ce qui nous entoure, les personnes, les objets, les sentiments, les paroles, nos actes. Pour cela nous devons appréhender les choses avec l'énergie que nous avons en nous et non pas laisser le tout à notre seul cerveau.

D'ailleurs souvenez-vous, on nous faisait (et on le fait toujours) apprendre les tables de multiplications, les poésies, les règles de français par "cœur" et non par " cerveau". Cela exprime correctement que notre cœur peu retenir les choses mieux que notre cerveau, car il les retient sans les déformer, sans les interpréter. Notre cœur est le créateur de notre énergie intérieur, laissons-le parler. Cette énergie nous permet de nous relier à notre être spirituel, elle est directement reliée à toutes les énergies. Nous sommes constamment reliés à l'énergie des arbres, des végétaux, des animaux, de la terre, des planètes, nous sommes en permanence reliée à toutes ses énergies, nous sommes également reliés aux énergies de chacun d'entre nous. À partir du moment où nous nous connectons à une autre énergie, nous sommes dans la conscience des choses et non plus dans le savoir.

Il ne faut pas vouloir posséder cette énergie, car nous l'avons en nous, il faut simplement savoir se connecter à elle, sans le vouloir, ni la chercher, c'est elle qui viens a nous, pour nous révéler sa présence. Vous serez conscient, les yeux bien ouvert sur le monde lorsque cette énergie se révélera en vous. Vous n'aurez aucun doute qu'elle est bien présente. Il faudra prendre garde de ne pas vouloir la contrôler, il y a de grande chance que ce soit l'ego qui veuille la contrôler pour s'en servir à son propre compte, à partir de ce moment, vous n'aurez plus ce rayonnement en vous, mais simplement une mémoire de se rayonnement qui s'atténuera avec le temps et qui vous fera revenir au point de départ. Garder bien cet avertissement en conscience.

Dès lors que cette énergie sera en vous libre, elle vous guidera et vous connaîtrez à ce moment-là votre vrai chemin, ce que vous devez faire, comment vous êtes vous même pour conserver cette boule de lumière qui jaillit du plus profond de votre être pour vous illuminer. Grâce à cette énergie vous serez en pleine conscience avec le "Monde" qui est en nous lors des méditations.

La compréhension n'a rien d'un sentiment mais vient d'une compréhension claire de l'unité de tous les êtres (du fait que nous ne sommes pas séparés les uns des autres).

Cette infinie énergie nous vient du cœur, c'est lui qui nous guide et trouve les solutions à nos problèmes, il suffit simplement de savoir entendre sa voie. La méditation nous permet de nous couper du bruit de notre cerveau et nous permet d'entendre la musique qui nous vient du cœur. Notre cœur nous lie à tous les êtres, tous ce qui est vivant sur terre et dans l'univers est en nous, et nous aide à trouver notre voie.

Rien n'arrive par hasard

Nous avons pris conscience que rien n'arrive par hasard. Nous avons pris conscience de cela, car nous sommes rentrés en contact avec notre être intérieur et nous avons pris conscience de la puissance de l'énergie qui est en nous. Cette énergie qui fait que l'on attire les personnes qui nous corresponde, cette énergie qui fait que l'on se trouve à tels endroit à tels moment et que l'on rencontre tels personne, ou que nous vivons tels situations, ce n'est pas du hasard. C'est le fait que notre énergie se connecte systématiquement avec l'énergie qui lui convient et qui se retrouve attirer, comme aimanter pour retrouver l'énergie similaire. Nous sommes conscients que nous faisons parti des lois quantiques, que les plus petits atomes qui constitue notre corps sont en communions avec tous les atomes de l'univers et que quoique l'on fasse, souhaitions, pensions, a systématiquement une répercussion quelques part dans l'univers et que l'univers nous mettra en contact avec cette situation.

Il en est de même lorsqu'il nous arrive quelque chose de désagréable, nous devons comprendre pourquoi cela nous arrive. Nous sommes les créateurs de nos actions. Lors de difficultés nous nous disons que nous n'avons pas de chance, mais est ce que ce n'est vraiment pas de la chance ? Ne serait ce pas pour nous montrer quelque chose à côté des quels nous passerions sans en prendre conscience si tout nous était facile
et à porter de main sans rien n'avoir à faire. Notre énergie nous montre le chemin que nous devons parcourir lorsque nous ne voulons pas la laisser s'expansé librement et que nous nous écartons trop de la route que nous devrions suivre.

Le changement

À partir de l'instant où nous décidons de vouloir prendre soin de soi, je veux dire par soi de sa personne physique et morale, nous avons commencé à emprunter le chemin de la sagesse. Car il n'est pas facile de faire ce choix, il implique beaucoup de travail personnel, qui n'est pas récompensé de suite. Il nous faut être patient, ce qui n'est pas un exercice facile à l'heure ou tout va de plus en plus vite. Nous allons être secoué dans nos habitude, dans notre schéma de vie, il nous faudra prendre du temps uniquement pour nous, nous consacrer à la méditation, le matin ou le soir, dans un endroit propice à se repliement sur nous sans pour autant choquer sa famille.

Dans beaucoup de cas la première personne de la famille entraîne les autres dans son sillage. La lumière se propage de partout. Nous allons commencer par poser nos "valises" dans les premiers temps de méditation, avant de nous apprêter à arpenter le chemin vers la voie de la sagesse. J'emploie le mot arpenter car au début nous avons plus l'impression d'être aux pieds d'un pic abrupt plutôt qu'au bord d'un chemin. Voilà pourquoi il était nécessaire de poser ses valises. J'exprime par valises le fait que nous devons nous réconcilier avec nos actes passés, ou libérer notre âme de tout ce qui peut lui peser.

À partir de ce moment, nous n'aurons plus un pic abrupt mais un chemin plus ou moins escarper à affronter. Au fils des méditations nous avancerons sur ce chemin, nous aurons parfois l'impression de tourner en rond, de faire du sur place, voir de nous retrouver de nouveau face à un pic. Il ne faut pas perdre espoir, il faut aller au delà de soi, car toutes les embûches que nous rencontrons sont créer par notre propre esprit. Ce qui nous empêche d'avancer, c'est nous même, par la peur de découvrir un monde ou c'est notre cœur qui nous dirige et non plus notre cerveau. Il est donc indispensable de se remettre en question, à chaque fois qu'une difficulté nous empêche d'aller plus loin sur la voie.

Vous découvrirez assez vite que vous aurez besoin de travailler dans la matière également. Vous ne pourrez pas avancer dans votre espace intérieur si vous n'arrivez pas à faire le vide dans votre espace extérieur. Il est évident que nous ne pouvons nous séparer de tous les objets qui nous entourent, mais nous avons tous des choses que l'on garde parce que nous ne voulons pas nous séparer de ceci où de cela. Si dans notre placard nous avons des choses que nous n'avons pas utilisées depuis plus d'un an, ces objets ne nous sont pas utiles, nous pouvons donc nous en séparer. Si vous ni arriver pas, cela vient du fait que vous avez chargé les objets d'une énergie qui n'est pas nécessaire à ses objets, par contre cette énergie résiduelle vous entrave dans votre progression sur la voie. L'énergie que nous déposons sur ses objets est une valeur sentimentale, par rapport à un acte passé que nous voulons toujours avoir en mémoire, ou par peur de manquer. Nous ne pouvons pas désirer avancer sur la voie en étant soit toujours dans le passé ou en pensant que nous allons manquer de quelque chose dans le futur. Il nous est donc nécessaire de pouvoir faire un tri dans nos affaires, cela peu aller du simple tee shit à un ensemble de meubles qui ne sont plus adapté à notre style de vie, mais qui sont dans la famille depuis fort longtemps.

À chaque pas fait sur la voie de la sagesse nous enlevons une couche de protection que nous nous étions mis pour nous protéger, ou du moins pour ne pas laisser notre énergie rayonner. Nous sommes comme la fleur en bouton. Les boutons de fleur présagent de la fleur future qui sera magnifique et qui avec ses pétales prend tout l'espace qui lui est nécessaire pour exprimer sa beauté, et en faire profiter tout le monde.

La méditation active

La méditation active est le fait de faire quelque chose tout en se laissant pénétrer par ce que l'on fait. Il s'agit alors de la pleine conscience.

Lorsque nous prenons réellement conscience de ce que nous réalisons, il y a comme une magie qui se crée et nous pénétrons à l'intérieur de notre réalisation, à ce moment nous connaissons tout ce que nous avons à faire. La prise de conscience, le fait d'être à ce que l'on fait et uniquement à ce que l'on fait sans penser à autre chose, nous faisons alors de la méditation active. Il est vraiment important d'être uniquement sur ce que l'on fait au moment présent, sans aucune autre pensée, juste celle de l'action que nous exécutons. Je vais vous d'écrire un exemple, en sachant que cette méditation active est valable pour tout ce que nous entreprenons en conscience, du simple fait de manger, de s'habiller, de faire l'amour, de jardiner, etc....

Dès que nous faisons une chose et que nous ne pensons qu'à ce que nous faisons sans nous soucier de la liste de course, du linge à repasser, du gazon à tondre, de notre travail, de la montagne de chose à faire ensuite, etc. En vivant simplement dans le présent, dans l'ici et le maintenant, en ayant en conscience, que chaque instant est important, que nous ne pouvons entrainer ou suivre notre esprit dans une autre direction, mais rester uniquement sur ce que nous faisons dans l'instant, alors à ce moment nous sommes en pleine conscience. Le présent, sans les pensées du passé ni celle du futur, uniquement le présent.

Dès que nous faisons en quelque chose en l'instant présent, nous percevons tout ce qui entoure cet acte, nous ressentons tous les besoins utiles à la réalisation de cet acte, afin que celui-ci soit parfait, en parfaite harmonie avec nos espérances, en parfaite harmonie avec les nécessités de cet acte. C'est la réalisation qui nous guide, c'est la création qui nous relie à ce que nous faisons. La méditation active, est réalisable avec tout ce que nous entreprenons, nous devons simplement être conscient que nous vivons l'instant présent. Un enseignement nous est alors donné par ce que nous faisons.

Désirer quelque chose

Lorsque nous désirons réellement quelque chose, et que cette chose est faite pour nous, une énergie nous pousse inlassablement vers ce que nous souhaitons, tels la pierre que l'on jette à l'eau, descends vers le fond comme attirer par lui. À partir du moment où nous avons un but, il nous suffit d'observer, d'attendre et les choses se mettent en place pour atteindre notre but.
Nous devons être à l'écoute de ce qui se passe. À partir du moment où notre but est honorable, il n'y a rien qui puisse entraver sa concrétisation (comme la pierre qui suit son chemin dans l'eau). Nous ne devons avoir de contrôle sur les choses qui se passent, nous devons simplement suivre la direction qui nous guide à notre but. Lorsque notre but est clairement défini, nous ne devons pas nous soucier de, comment vais je faire pour y arriver, c'est lui qui nous guide à

lui. Nous devons avoir l'esprit libre, sans inquiétude et nous obtiendrons notre but sans entrave.

Dès que nous avons une inquiétude, celle ci ne fait pas avancer les choses, cela a même l'effet contraire. Notre inquiétude immobilise notre avancé vers notre but, rajoute même des contraintes supplémentaires et nous éloigne de notre but. Il est impératif de ne pas s'inquiéter et le mécanisme pour atteindre notre but se met en route. C'est avec une grande maîtrise de notre être que nous pouvons éviter de nous inquiéter et de n'exercer aucun contrôle sur notre but, de simplement suivre le chemin qu'il nous indique pour y arriver.

La Sagesse

La sagesse est le fruit de l'association du positif et du négatif, cela est indissociable, nous ne pouvons séparer le bien et le mal, il n'y a que les mots qui le peuvent, et c'est pour cela que nous errons sans cesse à la recherche de la sagesse. Nous devons être à l'écoute de toutes les attitudes, de tout ce qui nous entoure pour pouvoir entendre ce tout dans une seule et unique voix, qui est celle de la sagesse.

La recherche de la sagesse ne doit pas être motivé par les volontés de vouloir posséder la sagesse, le contrôle des choses n'est pas la voie correcte pour acquérir la sagesse, par ailleurs la sagesse est en chacun de nous. Notre quête de la sagesse s'arrête à partir du moment où nous avons compris que nous sommes tous un tout sur terre, dès que nous ressentons à chaque instant que nous faisons parti d'une Unité. Nous rejoignons cette Unité lorsque dans chaque mouvement de notre respiration nous nous laissons pénétrer par cette Unité avec le monde extérieur.

Dès que nous sommes en harmonie avec le monde qui nous entoure, a partir de l'instant ou nous comprenons que nous sommes minéral ,végétal , liquide, gazeux, que nous sommes énergie que celle ci circule librement en nous sans aucune retenue, sans que nous le contrôlions par notre pensée simplement par le fait de la ressentir en nous, nous ne sommes qu'un avec l'univers, nous sommes la vie éternelle, nous sommes la perfection du monde, a partir de ce moment nous sommes sur la voie, la voie vraie, la voie du juste, la voie de la sagesse. Il est difficile de communiquer sur la sagesse, nous pouvons transmettre de la connaissance, mais la sagesse si l'on cherche à communiquer ce que c'est, cela ressemble à un air de folie.

La sagesse ne s'exprime pas par des mots, car les mots ont leurs propres limites, ils peuvent être sortis de leur sens. Si nous devons enseigner la sagesse nous devons forcément déterminer le bien et le mal, et ce bien et ce mal n'est qu'une illusion, car la sagesse est aussi bien au cœur des bandits que le mal dans le cœur des saints. Nous déterminons ce bien et ce mal part rapport à notre idée du temps, mais le temps n'est qu'une illusion également le temps n'est que la mesure que nous lui donnons par rapport à notre état d'être humain, mais lorsque nous sommes dans l'Unité, il n'y a plus de temps plus d'espace, nous avons pris conscience de l'éternel. Nos actions sont bien ou mal à cet instant de notre vie, mais cela ne veut pas dire que nous ne possédons pas la sagesse ou le mal en nous. Lorsque nous avons pris conscience que ce mal et ce bien sont en nous comme le sont la vie éternelle et la mort, nous sommes donc conscients que le sage se trouve en toutes personnes.

Si nous portons notre attention

sur une pierre, nous ne pouvons la voir que sous sa forme de pierre, nous pouvons que constater que cette pierre est dieux qu'elle est bouddha, nous devons la vénérer et l'aimer, au même titre que dieux et bouddha. Nous devons également aimer et vénérer les pierres comme une pierre qui a sa propre couleur, sont propre touché, ses particularités de pierre. Nous comprenons que l'Unité est dans chaque pierre chaque arbre chaque être, que cette Unité est en nous et qu'il s'agit de regarder les choses avec un autre regard, de porter un regard et de voir là vraie nature des choses, et non juste les mots qui lui a été imposé comme une" pierre". Voilà une des raisons qui montre que les mots ne sont que superficiels en rapport avec la vraie nature des objets qui nous entoure, ce qui fait qu'il est difficile de transmettre la sagesse par des mots. L'utilisation de la méditation est le chemin le plus direct pour nous mener à la compréhension de ce qui nous entoure.

Nous pouvons déterminer la voie de la sagesse, la voie de la vérité lorsque nous nous libérons de tous nos complexes, de tous nos tracas, de toutes nos obsessions des problèmes qui nous tourmentent ainsi ceux qui tourmentent les autres. Nous ne regrettons pas le passé, ni nous ne nous soucions du futur, nous n'avons plus de désirs égoïstes nous sommes libres de haine, d'orgueil de vanité, nous sommes plein d'un amour universel, de compassion, de bonté de tolérance, nous nous sommes libéré de l'illusion du soi et de la soif de devenir. Nous sommes au delà de notre conception commune du bien et du mal, du juste et de l'injuste, de l'existence et de la non existence.

La pensée juste est la pensée du renoncement, de détachement non égoïste, la pensée d'amour et de non violence, la voie de la sagesse est dans cette pensée juste.

Tout n'est qu'apprentissage

Tous les obstacles que nous rencontrons sur notre route sont uniquement là pour que l'on trouve la solution pour les résoudre et cette expérience, si nous la comprenons et la retenons, nous aidera à avancer dans notre voie de sagesse. Nous devons relever les obstacles que la vie nous occasionne, afin de pouvoir aider notre âme à se purifier, jusqu'à la délivrer de toutes les mauvaises actions qu'elle a pu emmagasiner avec les années, n'oublions pas que nous sommes corporellement unique, mais que notre âme peut avoir vécu plusieurs existences.

« Quand le moi, sous toutes ses formes, sera vaincu et mort, quand toutes les passions et toutes les tentations qui viennent du cœur se

seront tues, alors se produira le grand prodige, le réveil de l'Être intérieur et mystérieux qui vit en moi et qui ne sera plus moi »
(Extrait de SIDDHARTA, Hermann Hesse)

La sagesse réside au cœur de chaque être.

Merci Nadine,

NOTE SUR L'AUTEUR

Sébastien Georges, à l'âge de 45 ans décide de consacrer sa vie à dépasser ses propres peurs, de ne plus se limiter et de transmettre aux autres ce qu'il apprend, afin de les aider à atteindre ce à quoi nous aspirons tous : La joie, la paix, la santé, la confiance en soi, la réalisation de notre chemin de vie, la concrétisation de nos rêves…

Créateur de l'association VEREDA, qui permet d'ouvrir les yeux et de libérer notre conscience de son état de sommeil actuel, afin de nous ouvrir les portes de notre cœur.

Il transmet son enseignement à travers l'écriture, les conférences, les séminaires, les soins qu'il pratique.

Si vous souhaitez le rencontrer,
Partager ses séminaires, ses formations,
Être informé de ses prochaines conférences,
Ses sorties et voyages en haut lieu énergétique,
La sortie de son prochain livre,
Envoyer lui vos coordonnées…

… par mail : sg.energeticien@orange.fr

…et suivez le sur Facebook